PAPI, MAMIE
VOUS VOUS EN SOUVENEZ ?

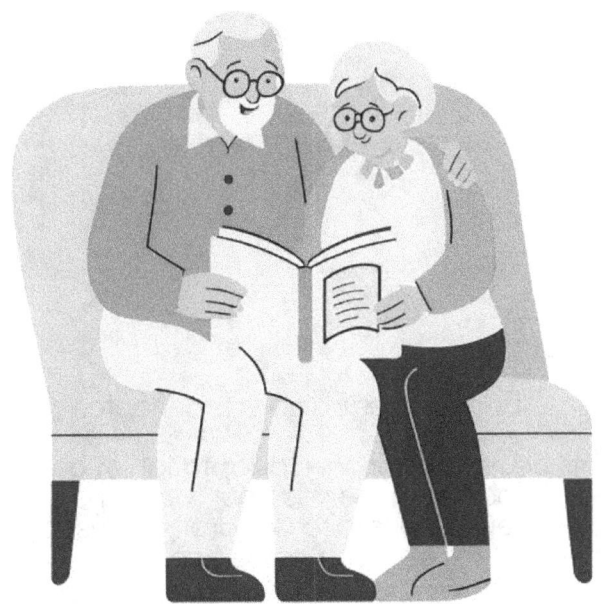

HISTOIRES ET SOUVENIRS DE LA FRANCE DE 1950 À 1990

Éditeur : Les Éditions Étonnantes

Tous droits de reproduction, d'adaptation et de traduction, intégrale ou partielle réservés pour tous pays. L'auteur ou l'éditeur est seul propriétaire des droits et responsable du contenu de ce livre.

ISBN : 9798342853712

Copyright © 2024

SOMMAIRE

1	**Introduction**
1	Un livre rempli de souvenirs et de partage
1	Raviver la mémoire tout en s'amusant
2	Comment bien profiter de ce livre
3	**Les Années 1950**
5	Le contexte historique en 1950
9	La société en 1950
13	La culture populaire en 1950
17	Les sciences et la technologie en 1950
21	Le Quiz : Que savez-vous des années 1950 ?
25	**Les Années 1960**
27	Le contexte historique en 1960
31	La société en 1960
35	La culture populaire en 1960
39	Les sciences et la technologie en 1960
43	Le Quiz : Que savez-vous des années 1960 ?
47	**Les Années 1970**
49	Le contexte historique en 1970
53	La société en 1970
57	La culture populaire en 1970
61	Les sciences et la technologie en 1970
65	Le Quiz : Que savez-vous des années 1970 ?

69	**Les Années 1980**
71	Le contexte historique en 1980
75	La société en 1980
79	La culture populaire en 1980
83	Les sciences et la technologie en 1980
87	Le Quiz : Que savez-vous des années 1980 ?
91	**Les Années 1990**
93	Le contexte historique en 1990
97	La société en 1990
101	La culture populaire en 1990
105	Les sciences et la technologie en 1990
109	Le Quiz : Que savez-vous des années 1990 ?
113	**Le grand Quiz**
115	Les années 1950
119	Les années 1960
123	Les années 1970
127	Les années 1980
131	Les années 1990
135	Les réponses
140	**Remerciement**

INTRODUCTION

Un livre rempli de souvenirs et de partage

Plongez dans la France des années 1950 jusqu'aux années 1990. Cet ouvrage s'adresse à tous ceux qui souhaitent raviver des souvenirs, parfois marquants, dramatiques ou même spectaculaires qui ont façonné la France sur ces cinq dernières décennies. Ces années ont profondément marqué l'histoire de la société française. Que vous ayez vécu ces années ou que vous souhaitiez découvrir cette période, ce livre vous invite à un voyage nostalgique à travers les moments emblématiques qui ont façonné le pays. Il est aussi un lien entre plusieurs générations, pouvant se lire en famille, pour partager un moment avec ses parents ou ses grands-parents.

Raviver la mémoire tout en s'amusant

L'objectif de ce livre est double : d'une part, il vise à réveiller des souvenirs et des émotions chez ceux qui ont vécu ces décennies en France ; d'autre part, il cherche à informer et à divertir en partageant des faits intéressants sur les évolutions historiques, sociales et culturelles de cette époque.
À travers chaque chapitre, vous plongerez dans des récits sur des événements politiques, des tendances culturelles, des innovations scientifiques et des phénomènes de société qui ont façonné le quotidien des Français.

Comment bien profiter de ce livre

Ce livre est organisé en chapitres, chacun étant consacré à une décennie spécifique, allant des années 1950 aux années 1990.
Pour chaque décennie, vous découvrirez des événements clés et des tendances à travers quatre grands thèmes :

- Contexte historique : Découvrez les grands événements politiques et économiques de chaque décennie, comme Mai 68, l'élection de Mitterrand ou la chute du Mur de Berlin.

- Société : Explorez l'évolution des modes de vie en France, de l'après-guerre aux débuts d'internet, en passant par les réformes sociales majeures et les changements culturels.

- Culture populaire : Revivez les chansons, les films, les modes et les événements sportifs qui ont marqué chaque décennie, des idoles yéyés à la victoire de la Coupe du monde 1998.

- Sciences et technologie : Suivez les innovations qui ont transformé la vie quotidienne, du Minitel à l'arrivée des ordinateurs ou encore du TGV.

Enfin, chaque chapitre se conclut par un quiz interactif, vous invitant à tester vos connaissances de manière ludique.
C'est l'occasion parfaite de réveiller vos souvenirs tout en partageant ces moments avec vos proches.

Les Années 1950 :

L'après-guerre et la reconstruction

Contexte historique

- La France à la sortie de la Seconde Guerre mondiale
- La IVe République et les débuts de la Ve République
- La guerre d'Indochine et la guerre d'Algérie

Société

- La reconstruction économique et le Plan Marshall
- Le baby-boom et la croissance démographique
- La vie dans les campagnes et l'exode rural

Culture populaire

- Les débuts du cinéma français d'après-guerre
- Chansons populaires
- Le Tour de France et les héros sportifs

Sciences et technologie

- Début de l'électroménager dans les foyers
- Les premières télévisions en noir et blanc
- Innovations dans les transports : 2CV et les autoroutes

Quiz interactif : Que savez-vous des années 1950 ?

Le contexte historique en 1950

Contexte historique

La France à la sortie de la Seconde Guerre mondiale

La IVe République et les débuts de la Ve République

La guerre d'Indochine et la guerre d'Algérie

La France à la sortie de la Seconde Guerre mondiale

À la fin de la Seconde Guerre mondiale en 1945, la France se retrouve dans une situation de profond désarroi. Le pays est ravagé par le conflit : les infrastructures sont en ruines, l'économie est affaiblie, et la population souffre des conséquences de l'occupation allemande. La Libération entraîne également un besoin urgent de réformes politiques et sociales. C'est dans ce contexte que naît la IVe République en 1946, qui tente de reconstruire la nation tout en faisant face à des défis internes et externes.

La IVe République et les débuts de la Ve République

La IVe République est marquée par une instabilité politique, avec un gouvernement qui change fréquemment et une difficulté à prendre des décisions fermes. Cela est en partie dû à la structure parlementaire du gouvernement, où des coalitions fragiles sont souvent nécessaires. Les crises de la guerre d'Indochine (1946-1954) et de la guerre d'Algérie (1954-1962) illustrent cette instabilité et mettent à jour les tensions au sein de la société française.

En réponse à cette instabilité, Charles de Gaulle joue un rôle crucial. En 1958, face à la crise algérienne, il propose un nouveau régime politique qui aboutit à la création de la Ve République. Cette nouvelle constitution renforce les pouvoirs de l'exécutif et établit un système plus stable. De Gaulle devient le premier président de la Ve République et s'efforce de restaurer la grandeur de la France sur la scène mondiale.

La guerre d'Indochine et la guerre d'Algérie

La guerre d'Indochine (1946-1954) est l'un des premiers conflits décolonisateurs du XXe siècle. Elle oppose la France aux nationalistes vietnamiens dirigés par le leader communiste Ho Chi Minh. La guerre se termine avec la défaite française à Dien Bien Phu en 1954, marquant le début de l'indépendance du Vietnam et révélant les limites de la puissance coloniale française.

La guerre d'Algérie (1954-1962) est un conflit plus violent et complexe qui découle de l'aspiration à l'indépendance des Algériens contre le colonialisme français. Elle suscite des divisions profondes au sein de la société française, entraînant des manifestations, des débats politiques houleux, et des actes de violence tant en Algérie qu'en France métropolitaine. Ce conflit est marqué par la torture, des actes terroristes, et des répressions violentes. Finalement, les accords d'Évian signés en 1962 mettent fin à la guerre et conduisent à l'indépendance de l'Algérie.

Ces événements ont eu un impact significatif sur la société française, entraînant une remise en question des valeurs républicaines et de l'identité nationale, tout en posant des questions sur le colonialisme et la décolonisation.

La société en 1950

Société

La reconstruction économique et le Plan Marshall

Le baby-boom et la croissance démographique

La vie dans les campagnes et l'exode rural

La reconstruction économique et le Plan Marshall

Après la Seconde Guerre mondiale, la France fait face à des défis économiques majeurs, notamment la destruction des infrastructures et une économie en crise. En 1947, la France adopte le Plan Marshall, un programme d'aide économique américain destiné à soutenir la reconstruction des pays européens. Ce plan permet d'injecter des fonds significatifs pour relancer l'économie française, moderniser l'industrie, et améliorer les infrastructures. Grâce à ces investissements, la production industrielle française double entre 1947 et 1954, et la France retrouve une certaine stabilité économique.

Le Plan Marshall joue un rôle crucial dans la transition vers une économie de consommation, marquant le début d'une époque de prospérité connue sous le nom de "Trente Glorieuses", qui s'étend de 1945 à 1975. Pendant cette période, le pays connaît une forte croissance économique, des avancées technologiques et une amélioration des conditions de vie pour une part de la population.

Le baby-boom et la croissance démographique

Le baby-boom, qui débute à la fin de la guerre et atteint son pic dans les années 1950, entraîne une croissance démographique significative en France. Le nombre de naissances augmente considérablement, passant d'environ 700 000 naissances par an dans les années 1940 à près de 900 000 dans les années 1960. Ce phénomène est principalement dû au retour à la paix et à des politiques familiales favorables.

Comme la création d'aides et prestations familiales ainsi que des congés parentaux qui vont favoriser les conditions.

Cette croissance démographique a des répercussions profondes sur la société française. Elle entraîne une demande accrue pour le logement, l'éducation et les services sociaux. Les villes se développent pour accueillir cette population croissante, tandis que les mentalités évoluent vers une valorisation de la famille et du bien-être.

La vie dans les campagnes et l'exode rural

Parallèlement à la croissance urbaine, la France rurale connaît des transformations significatives.

Dans les années 1950, la modernisation de l'agriculture grâce à l'usage accru des machines et des nouvelles techniques agricoles mène à une productivité accrue.

Cependant, cette modernisation entraîne également un exode rural : de nombreux jeunes quittent les campagnes pour chercher des opportunités dans les villes, attirés par les promesses de travail et de meilleures conditions de vie.

Cet exode rural affecte profondément la structure sociale des régions rurales. Les villages se vident, tandis que la population urbaine augmente. Les années 1960 voient une France de plus en plus urbanisée, avec des conséquences sur la culture locale, l'économie rurale, et les dynamiques sociales.

La culture populaire en 1950

Culture populaire

Les débuts du cinéma français d'après-guerre

Chansons populaires

Le Tour de France et les héros sportifs

Les débuts du cinéma français d'après-guerre

Les années 1950 marquent un tournant majeur dans l'histoire du cinéma français, avec l'émergence de la Nouvelle Vague, un mouvement cinématographique révolutionnaire qui débute à la fin de la décennie. Les réalisateurs de la Nouvelle Vague, tels que Jean-Luc Godard, François Truffaut, et Claude Chabrol, rejettent les conventions du cinéma classique et expérimentent de nouvelles formes narratives, avec un style plus personnel et spontané. Ils tournent souvent en extérieur, utilisent des techniques de montage innovantes, et s'intéressent à des personnages complexes et à des situations réalistes.

Parallèlement, des stars emblématiques du cinéma français d'après-guerre comme Jean Gabin continuent d'incarner une certaine image du héros français dans des films populaires tels que Touchez pas au grisbi (1954) et Le Rouge est mis (1957).

Brigitte Bardot, quant à elle, devient une icône internationale du cinéma grâce à des films comme Et Dieu... créa la femme (1956), qui bouleverse les conventions de la représentation féminine à l'écran et fait d'elle une figure de la libération sexuelle.

Chansons populaires

La chanson française connaît un âge d'or durant les années 1950, avec des artistes emblématiques comme Édith Piaf et Charles Trenet. Édith Piaf, surnommée "la Môme", touche le cœur des Français avec ses chansons d'amour et de désespoir.

Certains de ses titres deviendront mondialement connus comme La Vie en rose (1946) et Non, je ne regrette rien (1960).
Son timbre de voix unique et ses textes poignants font d'elle une icône inoubliable, qui est encore cité de nos jours.
Charles Trenet, quant à lui, incarne une musique plus légère et poétique, avec des titres comme La Mer (1946) et Y'a d'la joie. Surnommé "le fou chantant", Trenet contribue à l'épanouissement de la chanson française avec son style inimitable, mêlant humour et fantaisie.

Le Tour de France et les héros sportifs

Le Tour de France, déjà une institution nationale depuis sa création en 1903, devient dans les années 1950 un rendez-vous incontournable pour les Français, avec la radio puis la télévision diffusant les exploits des cyclistes. Les années 1950 voient émerger des héros sportifs comme Louison Bobet, triple vainqueur du Tour de France en 1953, 1954 et 1955. Bobet incarne l'endurance, le courage et le panache du cyclisme français.
Sa domination sur les routes du Tour et son charisme en font une figure légendaire du sport national.
Ces années marquent aussi le début de la couverture médiatique plus large des événements sportifs, popularisant davantage les cyclistes et autres sportifs auprès du grand public en inscrivant au passage le Tour de France comme l'un des événements sportifs les plus suivis du pays.

Les sciences et la technologie en 1950

Sciences et technologie

Début de l'électroménager dans les foyers

Les premières télévisions en noir et blanc

Innovations dans les transports : 2CV et les autoroutes

Début de l'électroménager dans les foyers

Les années 1950 marquent un tournant dans la vie quotidienne des Français avec l'introduction de l'électroménager dans les foyers. Les appareils électroménagers, tels que les réfrigérateurs, les lave-linges, et les aspirateurs, deviennent de plus en plus accessibles grâce à l'industrialisation et à la hausse du pouvoir d'achat. Le réfrigérateur, en particulier, révolutionne la conservation des aliments, tandis que le lave-linge facilite considérablement les tâches ménagères, libérant du temps pour d'autres activités.
L'électroménager transforme non seulement le travail domestique, mais contribue également à l'émergence d'un nouveau mode de vie. Les ménagères, tout en jouant toujours un rôle central dans les foyers, bénéficient de l'automatisation de nombreuses tâches. Cette évolution est souvent associée à l'idée d'une modernisation de la société française, avec une valorisation du confort.

Les premières télévisions en noir et blanc

La télévision fait également son apparition dans les foyers français dans les années 1950. Le premier service de télévision public, Radiodiffusion-télévision française (RTF), commence à émettre en 1949, mais c'est dans les années 1950 que la télévision en noir et blanc devient courante. En 1955, environ 1 million de foyers français possèdent un téléviseur, et ce chiffre ne cesse d'augmenter dans les années suivantes. Les émissions de télévision, qu'il s'agisse de programmes d'actualité, de divertissement, ou de fiction, deviennent un élément central de la vie quotidienne.

La télévision permet de diffuser des événements majeurs, tels que les élections ou les grandes compétitions sportives, rendant l'information plus accessible et renforçant le sentiment de communauté à l'échelle nationale.

Innovations dans les transports : 2CV et les autoroutes

Dans le domaine des transports, les années 1950 sont marquées par l'arrivée de la Citroën 2CV en 1948, qui devient rapidement un symbole de l'automobile française.

Conçue pour être abordable et pratique, la 2CV permet à de nombreux Français d'accéder à la mobilité. Ce véhicule iconique est conçu pour répondre aux besoins des agriculteurs tout en étant accessible aux classes moyennes.

Parallèlement, le réseau autoroutier français commence à se développer. La première autoroute à péage, l'Autoroute de l'Est, est inaugurée en 1960.

Ces nouvelles infrastructures facilitent les déplacements et ouvrent la voie à une culture de la voiture, transformant les modes de vie et les paysages urbains et ruraux.

Le Quiz
Que savez-vous des années 1950 ?

8 questions

Un quiz de 8 questions sur les thèmes que nous avons évoqués au cours des années 1950.

Quiz interactif : Que savez-vous des années 1950 ?

Voici quelques questions pour tester vos connaissances sur cette décennie en France :

Quel événement politique majeur a eu lieu en 1946 et a abouti à la création de la IVe République ?
- a) La Libération de la France
- b) La création de l'OTAN
- c) La fondation de la Communauté européenne

Quel programme américain a aidé à la reconstruction de la France après la Seconde Guerre mondiale ?
- a) Le New Deal
- b) Le Plan Marshall
- c) Le Plan de stabilisation

Quelle voiture emblématique a été lancée par Citroën en 1948 et est devenue un symbole de la mobilité française ?
- a) La Renault 4
- b) La Peugeot 203
- c) La Citroën 2CV

Quel type de programme télévisé a commencé à se populariser dans les foyers français dans les années 1950 ?
- a) Les émissions de télé-réalité
- b) Les talk-shows
- c) Les émissions d'information

Quel phénomène démographique a caractérisé la France dans les années 1950 ?
- a) L'exode rural
- b) Le baby-boom
- c) L'immigration massive

Quel événement a marqué un tournant dans la fin de la guerre d'Indochine pour la France en 1954 ?
- a) La signature des Accords de Genève
- b) La bataille de Dien Bien Phu
- c) Le départ des troupes françaises

En quelle année la première autoroute à péage a-t-elle été inaugurée en France ?
- a) 1955
- b) 1960
- c) 1965

Quel film de 1956 a propulsé Brigitte Bardot au rang d'icône internationale ?
- a) Le Salaire de la peur
- b) Et Dieu... créa la femme
- c) Les Tricheurs

Réponses
a) La Libération de la France / **b)** Le Plan Marshall **c)** La Citroën 2CV
c) Les émissions d'information **b)** Le baby-boom / **b)** La bataille de Dien Bien Phu
b) 1960 / **b)** Et Dieu... créa la femme

Les Années 1960 :

Modernisation et contestation

Contexte historique

- La guerre d'Algérie et son impact sur la société
- Charles de Gaulle et le régime de la Ve République
- Les événements de Mai 68

Société

- L'arrivée des classes moyennes et l'essor des banlieues
- La transformation du rôle des femmes dans la société
- Les débuts de la société de consommation

Culture populaire

- L'influence du yéyé : Hallyday, Hardy et les idoles
- Les premiers supermarchés et les grandes marques
- La télévision prend de l'ampleur : L'ORTF

Sciences et technologie

- La conquête spatiale et l'impact en France
- Les débuts de l'informatique
- L'évolution des moyens de transport

Quiz interactif : Que savez-vous des années 1960 ?

Le contexte historique en 1960

Contexte historique

La guerre d'Algérie et son impact sur la société

Charles de Gaulle et le régime de la Ve République

Les événements de Mai 68

La guerre d'Algérie et son impact sur la société

La guerre d'Algérie (1954-1962) a profondément divisé et marqué la société française. Ce conflit s'est intensifié à mesure que les appels à l'indépendance de l'Algérie, une colonie française, se faisaient plus pressants. Le Front de Libération Nationale (FLN) a mené une guerre contre les forces françaises, tandis que de nombreux Français restaient attachés à une Algérie française.

L'impact de la guerre a été ressenti tant en Algérie qu'en métropole. En France, le conflit a provoqué des tensions politiques, notamment au sein de l'armée et parmi les civils, et a contribué à la chute de la IVe République. Il a également eu des conséquences humaines majeures : plus d'un million de pieds-noirs ont dû quitter l'Algérie après l'indépendance en 1962, provoquant un exode massif. Les harkis, soldats algériens qui avaient combattu aux côtés de la France, ont souvent été abandonnés à leur sort, entraînant des répercussions sur les relations franco-algériennes qui perdurent encore aujourd'hui.

Charles de Gaulle et le régime de la Ve République

Charles de Gaulle, revenu au pouvoir en 1958 à la suite de la crise algérienne, a instauré la Ve République et renforcé les institutions françaises, en consolidant un régime présidentiel fort.

La Constitution de 1958 a conféré des pouvoirs étendus au président de la République, renforçant la stabilité politique après les tumultes de la IVe République.

De Gaulle a également cherché à rétablir la souveraineté de la France, que ce soit sur le plan militaire, en sortant de l'OTAN en 1966, ou sur le plan économique, en modernisant les infrastructures du pays. Il a été réélu en 1965, confirmant ainsi son emprise sur la politique française jusqu'à sa démission en 1969, à la suite de l'échec d'un référendum.

Les événements de Mai 68

Mai 68 représente l'une des plus importantes périodes de contestation sociale du XXe siècle en France. Initialement un mouvement étudiant, il s'est rapidement transformé en une grève générale qui a paralysé le pays pendant plusieurs semaines.
Les manifestations étaient alimentées par un mécontentement face à la rigidité des structures politiques et sociales de l'époque, notamment en matière d'éducation et de libertés individuelles.
Avec des slogans comme « Il est interdit d'interdire », le mouvement prônait la libération des mœurs et l'abandon des hiérarchies traditionnelles.
Bien que les événements n'aient pas abouti à une révolution politique, ils ont marqué une évolution culturelle et ont favorisé des réformes sociales, telles que l'amélioration des conditions de travail et des libertés individuelles. Le gouvernement de Charles de Gaulle a été temporairement déstabilisé, mais a finalement réussi à rétablir l'ordre.

La société en 1960

Société

L'arrivée des classes moyennes et l'essor des banlieues

La transformation du rôle des femmes dans la société

Les débuts de la société de consommation

L'arrivée des classes moyennes et l'essor des banlieues

Les années 1950 et 1960 ont vu l'émergence des classes moyennes en France, marquée par une amélioration des conditions de vie et l'accès à de nouveaux biens de consommation. Avec la fin de la guerre, l'économie française s'est redressée, en partie grâce au Plan Marshall et à une période de croissance soutenue appelée les Trente Glorieuses (1945-1975). Cette prospérité économique a favorisé l'augmentation des salaires, l'accès à l'emploi et la montée en puissance des professions intermédiaires, comme les employés de bureau et les techniciens.

Parallèlement, l'essor des banlieues a pris forme, alors que la population urbaine augmentait et que les villes ne pouvaient plus répondre à la demande croissante de logements. Des grands ensembles d'immeubles et de quartiers résidentiels ont été construits en périphérie des grandes villes, offrant un cadre de vie moderne avec des équipements de base comme l'électricité, l'eau courante et le chauffage central. Cependant, au fil du temps, ces banlieues ont aussi été confrontées à des problèmes sociaux, comme la ségrégation spatiale et les difficultés d'intégration pour les populations immigrées.

La transformation du rôle des femmes dans la société

Les années d'après-guerre ont marqué un tournant pour les femmes françaises, tant sur le plan social que professionnel. En 1944, elles obtiennent le droit de vote, et dans les décennies suivantes, leur rôle dans la société évolue rapidement.

Avec l'expansion de l'économie, de plus en plus de femmes rejoignent le marché du travail, notamment dans les secteurs du commerce, de l'éducation et des services publics.

Leur participation croissante à la vie professionnelle a entraîné des changements dans la structure familiale et a posé de nouvelles questions sur le partage des tâches domestiques et l'éducation des enfants. À partir des années 1960, les mouvements féministes prennent de l'ampleur, revendiquant l'égalité des droits, notamment à travers la libéralisation de la contraception (loi Neuwirth en 1967) et plus tard, le droit à l'avortement (loi Veil en 1975). Ces avancées ont profondément modifié la place des femmes dans la société, leur offrant plus d'autonomie et de liberté.

Les débuts de la société de consommation

Avec l'augmentation des salaires et l'amélioration du pouvoir d'achat, les années 1950 et 1960 marquent également les débuts de la société de consommation en France. Les Français accèdent pour la première fois à une grande variété de biens autrefois considérés comme luxueux : réfrigérateurs, télévisions, et voitures deviennent des éléments courants dans les foyers. Les grandes surfaces commencent à se développer dans les banlieues, tandis que la publicité et le crédit à la consommation poussent les ménages à acheter de plus en plus de biens. Cette explosion de la consommation est également liée à la standardisation des produits et à la mise en place d'un marché de masse. Les modes de vie se transforment rapidement, marquant l'entrée dans une ère où la possession d'objets devient un marqueur de statut social.

La culture populaire en 1960

Culture populaire

L'influence du yéyé : Hallyday, Hardy et les idoles

Les premiers supermarchés et les grandes marques

La télévision prend de l'ampleur : L'ORTF

L'influence du yéyé : Hallyday, Hardy et les idoles

Les années 1960 en France voient l'essor du mouvement musical yéyé, qui capte l'esprit d'une jeunesse en quête d'identité. Ce phénomène est incarné par des artistes tels que Johnny Hallyday et Françoise Hardy, qui deviennent des icônes de cette époque. Johnny, surnommé « l'Elvis français », attire des foules avec ses chansons dynamiques et son charisme scénique, notamment avec des titres comme Laisse les filles et Souvenirs, souvenirs.
Sa musique évoque une révolte douce, symbolisant une jeunesse avide de changement et d'évasion.
Françoise Hardy, quant à elle, apporte une sensibilité poétique au yéyé, captivant le public avec des mélodies mélancoliques et des textes introspectifs. Des succès comme Tous les garçons et les filles en font une voix incontournable de la scène musicale française. Le yéyé ne se limite pas à ces artistes ; il est aussi marqué par l'émergence d'autres idoles comme France Gall et Sylvie Vartan, qui contribuent à faire du yéyé un véritable phénomène de société, mêlant musique, mode et attitudes.

Les premiers supermarchés et les grandes marques

La France des années 1960 connaît également une révolution dans le domaine de la consommation avec l'apparition des supermarchés. Le premier, Carrefour, ouvre ses portes en 1960, offrant une vaste gamme de produits alimentaires et non alimentaires sous un même toit.

Ce changement modifie radicalement les habitudes de consommation, rendant les courses plus pratiques et accessibles à un public de plus en plus large. L'émergence de grandes marques telles que Nestlé et Danone accompagnent cette tendance, signifiant le début d'une société de consommation où le choix et la variété deviennent des éléments clés de la vie quotidienne des Français. Les supermarchés entraînent des changements dans la manière dont les Français perçoivent et consomment des produits, rendant certaines marques emblématiques de leur époque. Ce phénomène illustre non seulement une évolution économique, mais également une transformation sociale, où la consommation devient une part intégrante de l'identité collective française.

La télévision prend de l'ampleur : L'ORTF

Dans le même temps, la télévision devient un pilier de la culture populaire française, particulièrement avec la création de l'ORTF (Office de Radiodiffusion-Télévision Française) en 1964.
Cette institution unifie la télévision française, favorisant la création de programmes variés qui touchent un large public. Des émissions de variétés, des concerts et des spectacles musicaux deviennent des rendez-vous incontournables, permettant aux artistes de se faire connaître au-delà des scènes locales. La télévision contribue à façonner l'identité culturelle de la France des années 1960, rendant accessible la musique, le divertissement et l'information à une large audience. Ce phénomène inscrit la télévision comme un acteur central de la vie quotidienne, influençant les goûts, les modes de vie et les aspirations des Français.

Les sciences et la technologie en 1960

Sciences et technologie

La conquête spatiale et l'impact en France

Les débuts de l'informatique

L'évolution des moyens de transport

La conquête spatiale et l'impact en France

Les années 1960 marquent un tournant majeur dans la conquête spatiale, culminant avec le premier alunissage de l'homme sur la Lune le 20 juillet 1969 lors de la mission Apollo 11.
Cet événement, suivi par une grande partie de la population mondiale, suscite un immense enthousiasme et un sentiment de fierté technologique.
En France, la conquête spatiale influence le développement de programmes spatiaux nationaux, notamment par l'intermédiaire du Centre National d'Études Spatiales (CNES), créé en 1961.
La réussite des missions lunaires stimule l'intérêt pour les sciences et les technologies, incitant de nombreux jeunes à s'orienter vers des carrières dans l'ingénierie et la recherche scientifique.
L'impact de la conquête spatiale va au-delà de la simple exploration. Il s'accompagne de progrès dans divers domaines, comme les communications par satellite et l'utilisation de technologies avancées dans la recherche.
Ces innovations transforment la société française et contribuent à établir un cadre de collaboration internationale dans le domaine de l'espace.

Les débuts de l'informatique

Parallèlement à la conquête spatiale, les débuts de l'informatique révolutionnent également la société. Les années 1960 voient l'émergence des premiers ordinateurs, qui commencent à être utilisés dans des environnements professionnels et académiques.

En France, le développement de l'INRIA (Institut National de Recherche en Informatique et en Automatique) en 1967 favorise la recherche et l'innovation dans ce domaine. Les ordinateurs, bien que coûteux et volumineux, ouvrent la voie à des avancées dans le traitement des données et la programmation, posant les bases d'une ère numérique à venir.

L'évolution des moyens de transport

Les moyens de transport évoluent significativement durant cette période avec des avancées notables dans l'aviation commerciale. Air France, créée en 1933, joue un rôle central dans cette transformation en réalisant son premier vol transatlantique vers New York en 1946, marquant un tournant dans l'histoire du transport aérien. À cette époque, les vols long-courriers deviennent de plus en plus accessibles grâce aux progrès technologiques dans l'aéronautique, comme l'introduction des avions à réaction qui réduisent considérablement la durée des trajets.
Les progrès technologiques permettent de réduire les temps de vol et d'augmenter la capacité des avions, rendant les voyages internationaux plus accessibles. Ceci a un impact significatif sur la société française, puisque les Français commencent à voyager davantage, à la fois pour le tourisme et les affaires, contribuant ainsi à l'ouverture progressive de la France sur le monde.
Cela participe aussi à la montée en puissance de la France dans les industries du transport et du tourisme, qui deviennent des secteurs clés pour l'économie nationale.

Le Quiz
Que savez-vous des années 1960 ?

8 questions

Un quiz de 8 questions sur les thèmes que nous avons évoqués au cours des années 1960.

Quiz interactif : Que savez-vous des années 1960 ?

Voici quelques questions pour tester vos connaissances sur cette décennie en France :

Quel événement a marqué un tournant dans la conquête spatiale en 1969 ?
- a) Le lancement du premier satellite français
- b) L'alunissage de Neil Armstrong
- c) La création de l'Agence spatiale européenne

Quel artiste est surnommé "l'Elvis français" et a popularisé le mouvement yéyé en France ?
- a) Jacques Dutronc
- b) Johnny Hallyday
- c) Claude François

Quel fut le premier supermarché ouvert en France en 1960 ?
- a) Monoprix
- b) Carrefour
- c) Intermarché

Quel événement social marquant a eu lieu en France en mai 1968 ?
- a) Les manifestations étudiantes et grèves générales
- b) L'élection de Charles de Gaulle à la présidence
- c) La construction du périphérique parisien

En quelle année fut créée l'ORTF (Office de Radiodiffusion-Télévision Française) ?
- a) 1964
- b) 1961
- c) 1968

En quelle année la France a-t-elle développé son propre programme spatial avec la création du CNES ?
- a) 1961
- b) 1965
- c) 1967

Quelle artiste féminine est devenue une icône de la chanson yéyé dans les années 1960 ?
- a) Édith Piaf
- b) Françoise Hardy
- c) Barbara

Quel moyen de transport a connu un essor important dans les années 1960 ?
- a) Le train à grande vitesse
- b) L'avion
- c) Le bateau de croisière

Réponses
b) L'alunissage de Neil Armstrong / **b)** Johnny Hallyday
b) Carrefour / **a)** Les manifestations étudiantes et grèves générales
a) 1964 / **a)** 1961 / **b)** Françoise Hardy / **b)** L'avion

Les Années 1970 :

Crises et liberté

Contexte historique

- La crise pétrolière de 1973
- Le choc économique et social : montée du chômage
- Les réformes sociétales sous Giscard d'Estaing

Société

- Les mouvements sociaux et les droits des femmes
- La libération des mœurs : sexualité, féminisme, laïcité
- La culture hippie et l'influence internationale

Culture populaire

- La chanson française en pleine mutation
- Le cinéma engagé : Costa-Gavras, Truffaut, Rohmer
- Les grandes émissions télévisées

Sciences et technologie

- Le développement des voitures de sport Alpine et SM
- Innovations dans les transports publics : le début du RER
- Les débuts du Minitel

Quiz interactif : Que savez-vous des années 1970 ?

Le contexte historique en 1970

Contexte historique

La crise pétrolière de 1973

Le choc économique et social : montée du chômage

Les réformes sociétales sous Giscard d'Estaing

La crise pétrolière de 1973

En octobre 1973, un choc économique mondial survient lorsque les pays de l'Organisation des pays exportateurs de pétrole (OPEP) décident de réduire drastiquement leur production de pétrole.
C'est une réponse au soutien de l'Occident à Israël lors de la guerre du Kippour.
Ce choc entraîne une flambée des prix du pétrole, quadruplant en quelques mois, et provoque une crise énergétique sans précédent. Pour la France, fortement dépendante des importations de pétrole, la crise a des répercussions importantes, marquant la fin des Trente Glorieuses, ces trente années de prospérité économique d'après-guerre.

Le choc économique et social : montée du chômage

Le choc pétrolier de 1973 plonge la France dans une période de ralentissement économique. La hausse des coûts énergétiques pèse lourdement sur l'industrie et freine la production.
L'inflation s'accélère et les entreprises commencent à licencier, ce qui provoque une montée du chômage, un phénomène relativement nouveau dans une France habituée à la croissance.
En 1975, le taux de chômage dépasse les 4 % et continue d'augmenter. Cette période de stagflation (croissance stagnante avec inflation élevée) met également en lumière les fragilités du modèle économique français, basé sur une forte intervention de l'État et une forte consommation d'énergie.

Les réformes sociétales sous Giscard d'Estaing

Valéry Giscard d'Estaing, élu président en 1974, incarne une volonté de modernisation de la société française.

Dès le début de son mandat, il s'attelle à faire avancer des réformes qui touchent à des sujets sociétaux importants.

La loi la plus marquante de cette période est la légalisation de l'avortement en 1975, portée par la ministre de la Santé, Simone Veil. Ce texte, adopté après de longs débats parlementaires, marque un tournant pour les droits des femmes et inscrit la France dans un mouvement de libéralisation déjà amorcé dans plusieurs pays européens.

Outre la loi Veil, Giscard d'Estaing abaisse la majorité civile de 21 à 18 ans en 1974, donnant plus d'autonomie aux jeunes adultes.

Il soutient également des réformes facilitant le divorce par consentement mutuel en 1975, et introduit des mesures pour renforcer les libertés individuelles.

Ces initiatives symbolisent une France cherchant à s'aligner sur des standards de modernité et de liberté, tout en conservant une certaine stabilité politique et sociale dans une période de crises économiques.

ың # La société
en 1970

Société

Les mouvements sociaux et les droits des femmes

La libération des mœurs : sexualité, féminisme, laïcité

La culture hippie et l'influence internationale

Les mouvements sociaux et les droits des femmes

Dans les années 1970, la France est traversée par de nombreux mouvements sociaux, et la lutte pour les droits des femmes devient centrale. Le féminisme s'affirme avec force, et des figures comme Simone Veil œuvrent pour faire avancer les droits reproductifs. Le point culminant de cette décennie est la promulgation de la loi sur l'interruption volontaire de grossesse (IVG) en 1975.

Cette loi, votée après d'intenses débats publics, légitime l'avortement sous certaines conditions et marque une victoire historique pour les femmes.

Ce combat pour le contrôle de leur corps est représentatif des profondes mutations sociales en cours, qui touchent aussi d'autres aspects de la vie des femmes, comme le travail et la vie domestique. En parallèle, d'autres mouvements sociaux prennent forme pour défendre les droits des minorités et des travailleurs, dans un climat où la contestation sociale est omniprésente. Les réformes législatives adoptées traduisent une volonté de répondre aux nouvelles aspirations d'une société en pleine transformation, avec un cadre législatif qui tend à accorder plus de libertés individuelles.

La libération des mœurs : sexualité, féminisme, laïcité

Les années 1970 sont également synonymes de libération des mœurs, une tendance amorcée à la fin des années 1960 et qui s'intensifie. La contraception devient largement accessible, et les discussions autour de la sexualité sont désormais plus ouvertes.

Les rapports entre les sexes évoluent, et le féminisme s'affirme comme un mouvement majeur, militant pour une égalité des droits et des conditions entre hommes et femmes. Le divorce par consentement mutuel, instauré en 1975, facilite les séparations et renforce l'idée d'autonomie personnelle.

Parallèlement, la laïcité continue de structurer la vie publique en France. Le rôle de l'Église dans les affaires politiques diminue et les libertés individuelles sont mises en avant. Cette libération des mœurs ne se limite pas à la sexualité, elle touche aussi les rapports au travail, à la religion, et aux institutions, dans une société qui cherche à s'adapter à de nouveaux paradigmes plus libéraux.

La culture hippie et l'influence internationale

La culture hippie, bien que plus marquée aux États-Unis, influence aussi la France durant les années 1970.

Le pacifisme, le rejet des conventions sociales et une quête de spiritualité alternative marquent l'esprit d'une partie de la jeunesse française souhaitant se libérer des conventions de cette époque.

Les festivals comme le festival d'Avignon ou la montée de groupes de rock et de folk traduisent cette influence internationale.

Les idées de contre-culture, de retour à la nature, et de liberté individuelle résonnent avec la transformation plus large des mentalités, déjà amorcée par les événements de Mai 68.

La culture populaire en 1970

Culture populaire

La chanson française en pleine mutation

Le cinéma engagé : Costa-Gavras, Truffaut, Rohmer

Les grandes émissions télévisées

La chanson française en pleine mutation

La chanson française des années 1970 se caractérise par une profonde transformation et une plus grande diversité de styles et de thématiques. Serge Gainsbourg continue de marquer la scène musicale avec son style provocateur et ses compositions sophistiquées, mêlant chanson française, jazz, et pop. Des titres comme Je t'aime... moi non plus ou L'Homme à tête de chou révèlent son audace artistique et son goût pour la transgression.
Parallèlement, Michel Sardou connaît un immense succès avec des chansons aux paroles souvent controversées et engagées. Ses titres comme La Maladie d'amour ou Les Lacs du Connemara font de lui l'une des grandes voix de la décennie, abordant des sujets variés, allant de la nostalgie à des problématiques sociales et politiques. Enfin, Renaud incarne la rébellion et la voix de la jeunesse contestataire avec des chansons à texte qui critiquent la société, telles que Laisse béton ou Hexagone. Son style satirique et son langage populaire touchent une génération marquée par les idéaux post-soixante-huitards.

Le cinéma engagé : Costa-Gavras, Truffaut, Rohmer

Le cinéma français des années 1970 est également marqué par une dimension engagée et politique. Des réalisateurs comme Costa-Gavras utilisent le grand écran pour dénoncer les injustices et les dérives des systèmes politiques. Ses films comme Z (1969) et L'Aveu (1970) sont des critiques acerbes de la répression et de la dictature, offrant un cinéma porteur de messages forts.

Dans une veine plus personnelle mais tout aussi influente, François Truffaut continue de développer son œuvre au sein de la Nouvelle Vague avec des films comme Domicile conjugal (1970) ou La Nuit américaine (1973). Ses réalisations abordent la complexité des relations humaines et l'amour du cinéma lui-même. Éric Rohmer, autre pilier de la Nouvelle Vague, se distingue par son approche philosophique et naturaliste avec des œuvres comme Ma nuit chez Maud (1969) et Le Genou de Claire (1970), où les dialogues et les réflexions sur la morale jouent un rôle central.

Les grandes émissions télévisées

La télévision devient un média incontournable dans les foyers français au cours des années 1970. Des émissions cultes comme L'école des fans, créée par Jacques Martin en 1977, marquent des générations d'enfants et de parents avec un concept simple : les jeunes enfants viennent chanter et sont évalués avec bienveillance par un public tout aussi jeune. Ce programme, à la fois divertissant et attendrissant, est rapidement devenu un rendez-vous familial.
En parallèle, Apostrophes, animée par Bernard Pivot dès 1975, révolutionne les émissions littéraires en France.
Pivot reçoit des écrivains et intellectuels de renom pour des débats approfondis sur leurs œuvres et sur la littérature en général, dans une atmosphère à la fois sérieuse et conviviale.
Ce programme devient une référence culturelle, offrant une tribune inédite aux écrivains tout en démocratisant l'accès à la littérature pour le grand public.

Les sciences et la technologie en 1970

Sciences et technologie

Le développement des voitures de sport Alpine et SM

Innovations dans les transports publics : le début du RER

Les débuts du Minitel

Le développement des voitures de sport Alpine et SM

Les années 1970 marquent l'apogée de la passion française pour les voitures de sport, avec des modèles emblématiques tels que la Renault Alpine et la Citroën SM. La Renault Alpine, connue pour son modèle A110, devient célèbre pour ses performances sur les routes sinueuses, notamment lors de rallyes comme le célèbre Monte-Carlo. Elle est à l'avant-garde des voitures légères, agiles et rapides, incarnant l'esprit de compétition français sur la scène internationale des sports automobiles.

La Citroën SM, lancée en 1970, se distingue par son design avant-gardiste et ses innovations techniques, alliant luxe et sportivité. Avec son moteur Maserati et sa suspension hydraulique, elle représente l'apogée de la technologie Citroën, tout en offrant une expérience de conduite unique. Bien que plus orientée vers le luxe que la course, la SM symbolise l'ingéniosité française dans l'ingénierie automobile des années 70.

Innovations dans les transports publics : le début du RER

Les années 1970 voient également des avancées significatives dans les transports publics, avec la création du Réseau Express Régional (RER) en Île-de-France. Ce système de transport rapide, lancé en 1977, révolutionne les déplacements dans la région parisienne en reliant rapidement la banlieue à la capitale. Le RER permet une meilleure intégration des transports urbains et offre une alternative efficace à la congestion automobile, devenant rapidement indispensable pour des millions de Franciliens.

L'infrastructure du RER, qui combine des lignes souterraines et de surface, est l'une des plus modernes de l'époque. Sa mise en place illustre la volonté de moderniser le réseau de transports pour répondre aux besoins croissants d'une population urbaine en pleine expansion.

Les débuts du Minitel

Le Minitel, introduit au début des années 1980, mais développé tout au long des années 1970, constitue une véritable révolution technologique en France.
Ce système de communication vidéotex, pionnier d'Internet, permet aux utilisateurs d'accéder à des services variés, tels que la consultation des annuaires téléphoniques, des achats en ligne, et même des services bancaires, directement depuis chez eux.
Le Minitel est une innovation unique, et la France devient l'un des premiers pays à proposer ce type de service au grand public.
Bien que rudimentaire par rapport à Internet, le Minitel est un symbole de l'innovation française et une avancée majeure dans la démocratisation des technologies de l'information.
Il annonce également les transformations sociales à venir avec l'apparition des communications numériques à grande échelle.

Le Quiz
Que savez-vous des années 1970 ?

8 questions

Un quiz de 8 questions sur les thèmes que nous avons évoqués au cours des années 1970.

Quiz interactif : Que savez-vous des années 1970 ?

Voici quelques questions pour tester vos connaissances sur cette décennie en France :

Quelle crise économique a frappé la France en 1973 ?
- a) Crise du pétrole
- b) Crise financière
- c) Crise alimentaire

Quel événement marquant s'est produit en mai 1968, influençant les années 1970 ?
- a) La guerre d'Algérie
- b) Les manifestations étudiantes
- c) Le référendum de 1969

Quel fut le premier supermarché ouvert en France en 1960 ?
- a) Monoprix
- b) Carrefour
- c) Intermarché

Quel mouvement musical a gagné en popularité durant les années 1970 en France ?
- a) Le rock progressif
- b) Le yéyé
- c) La chanson réaliste

Quel était l'objectif principal de la loi sur l'avortement voté en 1975 ?
- a) La légalisation de l'avortement
- b) La restriction de l'avortement
- c) L'interdiction de l'avortement

Quel cinéaste français est connu pour ses films engagés des années 1970 ?
- a) François Truffaut
- b) Claude Lelouch
- c) Costa-Gavras

Quel programme de télévision populaire a été lancé en 1975 et a rassemblé de nombreuses familles ?
- a) Le rugby
- b) Le basket-ball
- c) Le football

Quel moyen de transport a connu un essor important dans les années 1960 ?
- a) "Les Enfoirés"
- b) "L'école des fans"
- c) "La Une est à vous"

Réponses
a) Crise du pétrole / **b)** Valéry Giscard d'Estaing / **b)** Les manifestations étudiantes
a) Le rock progressif / **a)** La légalisation de l'avortement / **c)** Costa-Gavras
c) Le football / **b)** "L'école des fans"

Les Années 1980 :

Les années fric et l'ère Mitterrand

Contexte historique

- Élection de François Mitterrand et alternance politique
- Nationalisations et réformes économiques
- La montée du chômage et la fin des Trente Glorieuses

Société

- La libération des médias : fin du monopole de l'ORTF
- L'émergence des radios libres
- La société du spectacle et la publicité

Culture populaire

- Le phénomène de la variété française
- Les premières séries télévisées cultes
- Le succès du cinéma populaire

Sciences et technologie

- L'arrivée de l'informatique personnelle
- Développement des communications et des satellites
- L'ouverture du premier TGV Paris-Lyon en 1981

Quiz interactif : Que savez-vous des années 1980 ?

Le contexte historique en 1980

Contexte historique

Élection de François Mitterrand et alternance politique

Nationalisations et réformes économiques

La montée du chômage et la fin des Trente Glorieuses

Élection de François Mitterrand et alternance politique

L'élection de François Mitterrand à la présidence de la République en mai 1981 représente un tournant décisif dans l'histoire politique de la France. Pour la première fois depuis l'instauration de la Ve République en 1958, un candidat de gauche accède à la présidence, marquant ainsi une rupture fondamentale avec les décennies de gouvernements de droite.

Cette victoire électorale, qui a mobilisé un large éventail de l'électorat, a été le fruit d'une campagne intense, s'appuyant sur les aspirations de changement et d'espoir face aux difficultés économiques et sociales de l'époque. La victoire de Mitterrand est perçue comme un symbole d'espoir et de renouveau politique, et son programme, axé sur des réformes sociales et économiques, vise à réduire les inégalités, améliorer le bien-être social et relancer une dynamique de croissance. Il devient également le premier président à s'engager dans une politique de décentralisation, cherchant à rapprocher le pouvoir des citoyens et à donner davantage de voix aux collectivités locales.

Nationalisations et réformes économiques

Dès son arrivée au pouvoir, François Mitterrand met en œuvre une série de nationalisations touchant des secteurs stratégiques tels que l'énergie, les banques et les transports. Ces nationalisations, qui concernent des entreprises emblématiques comme la BNP et la Société Générale, visent à renforcer le contrôle de l'État sur l'économie française tout en redistribuant les richesses.

En parallèle, le gouvernement de Mitterrand, dirigé par Pierre Mauroy, engage des réformes sociales ambitieuses, telles que l'augmentation du Smic, l'instauration de la semaine de travail de 39 heures, et l'élargissement des droits sociaux pour les travailleurs. Bien que ces mesures soient initialement bien accueillies par une population avide de changements, elles rencontrent rapidement des critiques et des résistances face à une conjoncture économique défavorable et à l'augmentation des déficits publics. Les désillusions croissantes quant à la capacité du gouvernement à répondre aux défis économiques posent la question de la viabilité des politiques de gauche dans un contexte de mutation économique mondiale.

La montée du chômage et la fin des Trente Glorieuses

La fin des années 1980 est marquée par une crise économique sévère qui entraîne une montée alarmante du chômage, qui atteint des niveaux jamais vus auparavant. Cette période met un terme à la dynamique des Trente Glorieuses. Les raisons de cette crise sont multiples : la fin des politiques de plein emploi, les effets de la crise pétrolière des années 1970, et les mutations structurelles de l'économie mondiale, qui exacerbent les tensions sur le marché du travail. Les conséquences de cette montée du chômage sont profondes et entraînent une désillusion croissante parmi la population, qui se sent trahie par les promesses de Mitterrand et de son gouvernement. Cette situation génère également des bouleversements sociaux et politiques, jetant les bases de mouvements de contestation qui marqueront la fin de la décennie.

La société
en 1980

Société

La libération des médias : fin du monopole de l'ORTF

L'émergence des radios libres

La société du spectacle et la publicité

La libération des médias : fin du monopole de l'ORTF

La fin du monopole de l'ORTF en 1981 représente un tournant majeur pour les médias français. À cette époque, l'ORTF contrôlait l'ensemble des émissions de radio et de télévision, ce qui limitait la diversité des opinions. L'arrivée de François Mitterrand au pouvoir a entraîné une nouvelle loi sur la communication, permettant la création de chaînes de télévision privées et de radios libres. Cette libération favorise une pluralité de voix et d'opinions, offrant un contenu varié allant de l'info aux divertissements.

Les nouvelles chaînes, comme Canal Plus, et des stations privées comme NRJ révolutionnent le paysage audiovisuel. Ce changement améliore la représentation des opinions diverses et enrichit l'offre culturelle, répondant aux attentes d'un public exigeant. Les médias, devenus des outils essentiels de la démocratie, jouent un rôle clé dans la formation de l'opinion publique et renforcent le débat démocratique en France.

L'émergence des radios libres

Dans les années 1980, les radios libres émergent comme un phénomène socioculturel majeur en France.

Ces stations, souvent liées à des mouvements alternatifs, se multiplient dans un contexte de diversification médiatique.

Offrant des contenus variés allant de la musique aux débats, elles permettent à des voix souvent marginalisées de s'exprimer, comme Radio Nova et Radio Libertaire.

Ces radios jouent un rôle fondamental dans la promotion de la culture underground et des idées progressistes. Elles deviennent des plateformes essentielles pour la liberté d'expression, abordant des thèmes tels que les droits des femmes et les luttes écologiques. Leur succès incite d'autres initiatives médiatiques et renforce la pluralité des voix dans la société française, contribuant à l'épanouissement d'un débat public riche et varié.

La société du spectacle et la publicité

Dans les années 1980, la société française connaît une transformation marquée par l'émergence d'une culture du spectacle, influencée par la montée de la télévision et des médias. La notion de "société du spectacle", popularisée par le philosophe Guy Debord, met en lumière le fait que les images et les représentations médiatiques prennent une place prépondérante dans la vie quotidienne, souvent au détriment de la réalité elle-même. Les événements culturels, les concerts, et les spectacles deviennent des moments phares qui attirent l'attention des masses, et la consommation culturelle s'intensifie. Parallèlement, l'importance de la publicité croît de manière exponentielle.
Les marques investissent massivement dans des campagnes de visant à capter l'attention du public. Les médias se transforment en plateformes commerciales. La publicité devient omniprésente dans la vie des Français, influençant leurs choix quotidiens. Ce phénomène soulève des questions sur la place de l'individu face à la manipulation médiatique et la commercialisation de la culture amenant bousculant les valeurs de la société contemporaine.

La culture populaire
en 1980

Culture populaire

Le phénomène de la variété française

Les premières séries télévisées cultes

Le succès du cinéma populaire

Le phénomène de la variété française

Les années 1980 marquent un tournant dans la variété française, avec l'émergence d'artistes emblématiques comme Daniel Balavoine, Mylène Farmer et le groupe Téléphone. Balavoine, connu pour sa voix puissante et ses textes engagés, touche un large public avec des titres comme "L'Aziza" et "SOS d'un terrien en détresse", mêlant émotion et réflexion sociale.
Mylène Farmer, avec son style unique, devient une icône de la pop française, alliant poésie et mystère dans ses chansons.
De son côté, Téléphone incarne l'esprit rock français, apportant une nouvelle dynamique avec des titres tels que "Ça (c'est vraiment toi)" et "Un autre monde". Leurs performances scéniques, caractérisées par une énergie contagieuse, attirent une jeune génération qui s'identifie à leur message. Cette période marque l'avènement d'un phénomène culturel où la musique devient un vecteur d'identité et d'expression pour les jeunes Français.

Les premières séries télévisées cultes

Les années 1980 voient l'émergence de séries télévisées devenues cultes, tant en France qu'à l'international.
Des programmes comme "Dallas" et "Dynastie" captivent le public français avec leurs intrigues familiales et leurs drames luxueux.
Ces séries introduisent un nouveau format de narration à la télévision, alliant suspense et glamour, ce qui attire une audience massive, présente de semaine en semaine pour suivre l'évolution de ses personnages auquel elle s'attache.

En parallèle, la série "Les Enfants du Rock" se démarque par son approche originale, consacrée à la musique rock et à la culture populaire. Diffusée sur Antenne 2, elle propose des interviews d'artistes, des performances et des reportages, mettant en avant des talents émergents et cultivant une passion pour la musique chez les jeunes téléspectateurs.

Ces émissions contribuent à façonner la culture médiatique de l'époque, renforçant l'importance de la télévision comme source de divertissement et de réflexion sociale.

Le succès du cinéma populaire

Le cinéma français des années 1980 connaît un essor notable, avec des réalisateurs comme Claude Zidi qui produisent des comédies à succès, telles que "Les Sous-doués" et "Les Ripoux". Ces films, souvent humoristiques, rencontrent un franc succès au box-office et séduisent un large public en abordant des thèmes de la vie quotidienne avec une touche de légèreté.

Des œuvres comme "La Boum", portée par l'interprétation de Sophie Marceau, deviennent des films de référence pour toute une génération, explorant les thèmes de l'adolescence et des relations amoureuses. D'autres succès, comme "Le Grand Bleu", de Luc Besson, fascinent par leur poésie visuelle et leur portée émotionnelle, inscrivant ces films dans la mémoire collective.

Cette période illustre un cinéma populaire qui reflète les aspirations et les préoccupations d'une France en pleine mutation.

Les sciences et la technologie en 1980

Sciences et technologie

L'arrivée de l'informatique personnelle

Développement des communications et des satellites

L'ouverture du premier TGV Paris–Lyon en 1981

L'arrivée de l'informatique personnelle

Les années 1980 marquent le début de l'ère de l'informatique personnelle en France, avec l'arrivée des premiers ordinateurs personnels sur le marché. Des modèles emblématiques comme le Commodore 64 et le Thomson TO7 commencent à faire leur apparition dans les foyers français, offrant aux utilisateurs une nouvelle manière d'interagir avec la technologie. Ces ordinateurs, bien que rudimentaires par rapport aux standards actuels, ouvrent la voie à une révolution numérique, rendant l'informatique accessible au grand public.

Cette période est également marquée par la montée des logiciels et des applications, permettant aux utilisateurs de réaliser diverses tâches allant de la bureautique à la programmation. Le développement de l'informatique personnelle contribue à l'émergence de nouveaux métiers et transforme progressivement le paysage économique et social français, créant un lien entre les nouvelles technologies et la vie quotidienne des citoyens.

Développement des communications et des satellites

Les années 1980 sont également marquées par une avancée significative dans le domaine des télécommunications en France. L'installation de nouveaux systèmes de communication par satellite révolutionne les échanges d'informations, tant au niveau national qu'international. Ce progrès technique facilite la diffusion de l'information, tout en permettant le développement de nouvelles infrastructures de communication.

Parallèlement, des entreprises comme France Télécom investissent dans la modernisation du réseau téléphonique, ce qui améliore considérablement la qualité des communications. L'ouverture de nouveaux services, comme les lignes à haut débit et les systèmes de messagerie, témoigne de l'importance croissante des télécommunications dans la vie quotidienne. Ces innovations posent les bases d'un futur connecté, où l'information circule plus rapidement et de manière plus fiable.

L'ouverture du premier TGV Paris-Lyon en 1981

L'année 1981 est un tournant majeur dans le secteur des transports avec l'ouverture de la première ligne à grande vitesse (TGV) reliant Paris à Lyon. Ce projet, emblématique de l'ingénierie française, transforme le paysage ferroviaire et offre une nouvelle alternative de transport rapide et efficace. Le TGV, capable d'atteindre des vitesses dépassant les 300 km/h, révolutionne le voyage en train et change la perception du temps de trajet entre les grandes villes.
Ce lancement est également un symbole de la modernisation des infrastructures de transport en France. Il favorise le développement économique des régions, en rapprochant les centres urbains et en facilitant les échanges commerciaux.
Le succès du TGV incite d'autres pays à développer leurs propres lignes à grande vitesse, plaçant la France en tête de l'innovation dans le secteur ferroviaire.

Le Quiz
Que savez-vous des années 1980 ?

8 questions

Un quiz de 8 questions sur les thèmes que nous avons évoqués au cours des années 1980.

Quiz interactif : Que savez-vous des années 1980 ?

Voici quelques questions pour tester vos connaissances sur cette décennie en France :

Quel événement politique majeur a eu lieu en France en 1981 ?
- a) Élection de Jacques Chirac
- b) Élection de François Mitterrand
- c) Élection de Valéry Giscard d'Estaing

Quelle réforme sociale importante a été mise en place sous le gouvernement de François Mitterrand ?
- a) Droit à la contraception
- b) Droit à l'avortement
- c) Droit de vote à 16 ans

Quelle célèbre chanson a été interprétée par Daniel Balavoine en 1986 ?
- a) "L'Aziza"
- b) "Vivre ou survivre"
- c) "Je te promets"

Quelle série télévisée américaine a connu un grand succès en France dans les années 1980 ?
- a) "Friends"
- b) "Dallas"
- c) "Les Simpson"

Quelle innovation technologique a marqué le début de l'informatique personnelle en France dans les années 1980 ?
- a) Le téléphone mobile
- b) Le premier ordinateur personnel
- c) La télévision couleur

Quel film populaire français, sorti en 1980, a marqué le cinéma de cette décennie ?
- a) "La Boum"
- b) "Le Grand Bleu"
- c) "Les Bronzés"

Quelle est la principale caractéristique des "radios libres" qui ont émergé dans les années 1980 ?
- a) Elles étaient financées par l'État
- b) Elles étaient gérées par des entreprises privées
- c) Elles étaient des stations de radio non réglementées

Quel événement marquant a eu lieu en 1981, symbolisant le début des grands travaux publics en France ?
- a) L'inauguration du TGV
- b) La construction du Stade de France
- c) L'ouverture du tunnel sous la Manche

Réponses
b) Élection de François Mitterrand / **b)** Droit à l'avortement / **b)** "Vivre ou survivre"
b) "Dallas" **b)** Le premier ordinateur personnel / **a)** "La Boum"
c) Stations de radio non réglementées / **a)** L'inauguration du TGV

Les Années 1990 :

Mondialisation et bouleversements

Contexte historique

- Fin de la guerre froide et chute du mur de Berlin
- La présidence de François Mitterrand
- La cohabitation et l'élection de Jacques Chirac en 1995

Société

- La mondialisation et ses effets sur l'économie française
- L'essor des chaînes de télévision et des talk-shows
- Les débuts d'internet en France

Culture populaire

- La musique des années 90 : MC Solaar, Daft Punk, IAM
- Le cinéma d'auteur et les succès populaires
- Les icônes du sport français : La Coupe du monde 1998

Sciences et technologie

- La révolution du numérique
- Le développement du téléphone mobile
- Les avancées médicales et scientifiques

Quiz interactif : Que savez-vous des années 1990 ?

Le contexte historique en 1990

Contexte historique

Fin de la guerre froide et chute du mur de Berlin

La présidence de François Mitterrand

La cohabitation et l'élection de Jacques Chirac en 1995

Fin de la guerre froide et chute du mur de Berlin

La fin de la guerre froide, symbolisée par la chute du mur de Berlin en 1989, a eu un impact considérable en France.
Ce moment historique a mis fin à près de quarante ans de confrontation entre les blocs de l'Est et de l'Ouest.
En France, cet événement est accueilli avec une certaine prudence par François Mitterrand, qui redoute les effets d'une réunification rapide de l'Allemagne. Mitterrand, tout en soutenant la démocratisation des pays d'Europe de l'Est, craint que cette unification ne déstabilise l'équilibre européen.
Cependant, la fin de la guerre froide permet à la France de redéfinir son rôle au sein de l'Europe, notamment à travers le renforcement de la construction européenne et une amélioration des relations diplomatiques avec les anciens pays du bloc soviétique. La chute du mur et la dissolution de l'Union soviétique offrent également à la France de nouvelles opportunités géopolitiques, tout en consolidant sa position au sein des institutions internationales comme l'ONU et l'OTAN.

La présidence de François Mitterrand

François Mitterrand, élu en 1981, marque l'histoire de la France avec des réformes importantes.
Les premières années de son mandat sont marquées par une série de mesures progressistes, telles que l'abolition de la peine de mort en 1981, la décentralisation et des nationalisations dans des secteurs clés comme les banques et les grandes industries.

Cependant, après 1983, face aux difficultés économiques, Mitterrand opère un virage vers une politique de rigueur et de libéralisation de l'économie.

Sur le plan européen, Mitterrand s'investit pleinement dans la construction européenne. Son rôle est décisif dans la préparation et la ratification du traité de Maastricht en 1992, qui instaure l'Union européenne et prévoit la mise en place de l'euro. Ce traité, soutenu par Mitterrand, est approuvé lors d'un référendum avec une faible majorité, marquant une étape importante dans l'intégration européenne, mais également des débats sur la souveraineté nationale et l'avenir de l'Europe.

La cohabitation et l'élection de Jacques Chirac en 1995

La période de cohabitation entre 1993 et 1995 voit François Mitterrand, président socialiste, gouverner aux côtés du Premier ministre de droite Édouard Balladur, une situation inédite dans la politique française. Cette cohabitation résulte d'un contraste politique entre l'exécutif et l'Assemblée nationale qui aboutit à des compromis institutionnels, sur le plan économique et sociale.

En 1995, Jacques Chirac est élu président après une campagne centrée sur le thème de la "fracture sociale". Il promet de réduire les inégalités et de moderniser la France. Cependant, ses premières années de mandat sont marquées par des tensions, en particulier les grèves massives de 1995, contre le plan Juppé, visant à réformer le système de protection sociale et les retraites. Malgré ces difficultés, Chirac parvient à renforcer son autorité, tout en amorçant des réformes sur la fiscalité et l'emploi.

La société en 1990

Société

La mondialisation et ses effets sur l'économie française

L'essor des chaînes de télévision et des talk-shows

Les débuts d'internet en France

La mondialisation et ses effets sur l'économie française

La mondialisation, qui prend de l'ampleur dans les années 1990, modifie en profondeur le paysage économique français. Avec l'ouverture des marchés et l'intégration de la France dans l'Union européenne, des entreprises françaises sont confrontées à une concurrence internationale sans précédent. Si certains secteurs, comme l'industrie manufacturière et le textile, subissent de plein fouet les délocalisations, d'autres, tels que l'aéronautique et le secteur du luxe, profitent de nouvelles opportunités offertes par la mondialisation. En effet, des entreprises comme Airbus et LVMH s'imposent alors comme des leaders à l'échelle mondiale. Cependant, cette dynamique génère également des tensions sociales, marquées par la montée du chômage dans des régions autrefois prospères. Les effets de la mondialisation, bien que créateurs d'opportunités pour certaines industries, exacerbent également les inégalités économiques et les tensions sociopolitiques, posant ainsi la question de la durabilité de ce modèle économique dans un contexte de compétitivité accrue.

L'essor des chaînes de télévision et des talk-shows

Les années 1990 marquent un tournant décisif pour l'audiovisuel français avec l'essor des chaînes de télévision privées. TF1, privatisée en 1987, s'impose rapidement comme un acteur dominant, suivie de M6 et Canal+. Ces chaînes introduisent une variété de programmes allant des talk-shows, comme "Nulle part ailleurs", à des émissions de divertissement.

Ce changement entraîne une libéralisation des contenus, offrant une plateforme pour des discussions plus franches sur des sujets sociopolitiques, souvent avec une approche provocatrice. L'impact des médias sur la société devient alors significatif, influençant les comportements et les modes de vie. La publicité, omniprésente, contribue à façonner la culture de consommation de l'époque. Parallèlement, les émissions de variétés et les jeux télévisés connaissent un engouement sans précédent, diversifiant ainsi le paysage médiatique et attirant des millions de téléspectateurs.

Les débuts d'internet en France

Les années 1990 représentent un tournant majeur dans le domaine des technologies de l'information en France, marquées par l'émergence d'internet. Alors que le Minitel a été un outil novateur dès les années 1980, offrant des services variés tels que la messagerie et les petites annonces, son modèle commence à montrer ses limites face à l'essor d'internet.

À partir de 1994, les premières connexions web deviennent accessibles au grand public, révolutionnant la manière dont les Français interagissent avec l'information. Internet offre un accès beaucoup plus vaste et interactif, permettant aux utilisateurs de naviguer sur un réseau mondial, contrastant avec la structure rigide du Minitel. Cette transition ne se fait pas sans difficulté, car de nombreux utilisateurs hésitent à abandonner le Minitel, mais l'internet s'impose rapidement comme le nouvel outil incontournable, transformant les échanges commerciaux, la communication et la culture en France.

La culture populaire en 1990

Culture populaire

La musique des années 90 : MC Solaar, Daft Punk, IAM

Le cinéma d'auteur et les succès populaires

Les icônes du sport français : La Coupe du monde 1998

La musique des années 90 : MC Solaar, Daft Punk, IAM

Les années 1990 marquent une véritable révolution dans le paysage musical français, notamment avec l'émergence du rap et de la musique électronique. MC Solaar se distingue comme l'un des artistes les plus emblématiques de cette décennie. Avec des textes poétiques et engagés, il aborde des thèmes variés allant de l'amour à la société, et son album Prose Combat (1994) connaît un immense succès.
Parallèlement, Daft Punk, avec leur son unique alliant house et funk, pose les fondations de la musique électronique moderne. Leur album Homework (1997) transforme la scène musicale, influençant de nombreux artistes à l'échelle mondiale. IAM, groupe de rap originaire de Marseille, connaît également un succès retentissant avec des titres comme L'École du micro d'argent, où ils fusionnent des sonorités hip-hop avec des références à l'histoire et à la culture méditerranéenne. Ensemble, ces artistes contribuent à façonner une scène musicale riche et diversifiée, laissant une empreinte durable sur la culture française.

Le cinéma d'auteur et les succès populaires

Le cinéma français des années 1990 est marqué par une dualité entre le cinéma d'auteur et les productions populaires.
Des réalisateurs comme Jean-Pierre Jeunet, avec " Le Fabuleux Destin d'Amélie Poulain" (2001), créent des œuvres visuellement novatrices et émouvantes, reconnue à l'international avec son esthétique bien particulière.

D'un autre côté, des films comme La Haine (1995), réalisé par Mathieu Kassovitz, abordent des sujets sociaux brûlants, tels que les violences urbaines et les tensions raciales, et remportent également un large succès critique et public. Ce film, qui suit la vie de trois jeunes dans une banlieue parisienne après des émeutes, fait écho à la réalité de la France des années 90, apportant une nouvelle voix à un cinéma plus engagé. Ces œuvres témoignent de la richesse et de la diversité de la production cinématographique française, captivant les spectateurs avec des récits à la fois poétiques et percutants.

Les icônes du sport français : La Coupe du monde 1998

La victoire de l'équipe de France lors de la Coupe du Monde de la FIFA en 1998 représente un moment charnière dans l'histoire du football et de la société française. Organisée sur le sol français, cette compétition a réuni des joueurs unis sous le maillot bleu. L'équipe, dirigée par Aimé Jacquet, a fait preuve d'un collectif puissant et solidaire, marquant un tournant dans le paysage sportif national. Lors de la finale contre le Brésil, l'équipe française a affiché une performance remarquable, remportant le match 3-0. Cette victoire a été saluée comme un triomphe non seulement pour le football, mais aussi pour l'unité nationale. Les joueurs, issus de diverses origines, ont incarné l'idée que le sport peut transcender les différences culturelles et sociales, créant un sentiment de fierté et d'appartenance parmi les Français.
Des personnalités comme Zinédine Zidane ont pu atteindre un statut d'icône au sein du pays, reconnu par tous pour son talent.

Les sciences et la technologie en 1990

Sciences et technologie

La révolution du numérique

Le développement du téléphone mobile

Les avancées médicales et scientifiques

La révolution du numérique

La révolution numérique des années 1990 a profondément transformé la société française. Avec l'arrivée des ordinateurs personnels, les foyers et les entreprises ont commencé à adopter ces nouvelles technologies. Le développement d'Internet a également été un tournant majeur. La mise à disposition du web pour le grand public a ouvert de nouvelles possibilités en matière de communication, d'information et de commerce.
Cette période a vu l'émergence de grandes entreprises technologiques françaises et la croissance de startups innovantes. Les écoles et universités ont intégré l'informatique dans leurs programmes, préparant les nouvelles générations à un avenir de plus en plus numérisé. En conséquence, le paysage économique et social français a été redéfini par cette transition vers le numérique, avec une attention croissante portée à la formation et à l'éducation technologique.

Le développement du téléphone mobile

Dans les années 1990, le téléphone mobile a commencé à faire son apparition en France, transformant la manière dont les Français communiquent. Au départ, ces appareils étaient principalement utilisés par les professionnels, mais leur accessibilité croissante a conduit à une adoption massive. Le développement des réseaux GSM a permis aux utilisateurs de passer des appels en toute simplicité, facilitant les communications à distance.
Durant la décennie, les portables ont beaucoup évolué.

La messagerie SMS a commencé à gagner en popularité, introduisant une nouvelle façon de communiquer qui a rapidement pris d'assaut le pays. Avec l'arrivée des smartphones au début des années 2000, le téléphone mobile est devenu un véritable outil multifonctionnel, intégrant des fonctionnalités telles que la navigation Internet, la photographie et des applications variées. Cette évolution a eu un impact profond sur la vie quotidienne des Français, renforçant les interactions sociales et professionnelles.

Les avancées médicales et scientifiques

Les années 1990 ont également été marquées par d'importantes avancées médicales et scientifiques en France. Les premières greffes d'organes ont été réalisées avec succès, marquant un tournant dans le domaine de la médecine. Ces innovations ont permis de sauver de nombreuses vies et ont ouvert la voie à des techniques chirurgicales plus complexes. La recherche en matière de transplantation a connu des progrès significatifs, améliorant les taux de réussite des opérations et élargissant les possibilités pour les patients atteints de maladies graves.
En parallèle, la recherche sur les thérapies géniques et les traitements personnalisés a commencé à se développer.
La France s'est affirmée comme un acteur clé dans le domaine de la recherche biomédicale, contribuant à des découvertes qui continuent d'influencer la médecine moderne.
Ces avancées ont non seulement amélioré la qualité de vie des patients, mais elles ont également renforcé le système de santé français dans son ensemble.

Le Quiz
Que savez-vous des années 1950 ?

8 questions

Un quiz de 8 questions sur les thèmes que nous avons évoqués au cours des années 1990.

Quiz interactif : Que savez-vous des années 1990 ?

Voici quelques questions pour tester vos connaissances sur cette décennie en France :

Quel événement marquant a eu lieu en France en 1998 ?
- a) La victoire à la Coupe du Monde de football
- b) La création de l'euro
- c) La chute du Mur de Berlin

Quel mouvement musical est devenu populaire dans les années 1990 en France ?
- a) Le rap
- b) La chanson réaliste
- c) La musique classique

Qui était le Président de la République française au début des années 1990 ?
- a) Jacques Chirac
- b) François Mitterrand
- c) Nicolas Sarkozy

Quelle série télévisée française est devenue emblématique dans les années 1990 ?
- a) Hélène et les Garçons
- b) Plus belle la vie
- c) Les Filles d'à côté

Quel produit technologique a commencé à se répandre en France dans les années 1990 ?
- a) Le smartphone
- b) Le Minitel
- c) La télévision couleur

Quel est le nom du mouvement de protestation qui a eu lieu en France à la fin des années 1990 ?
- a) Les manifestations pour l'écologie
- b) La grève des étudiants
- c) Les manifestations de la société civile

Quel grand festival de musique a été lancé en France dans les années 1990 ?
- a) Les Eurockéennes
- b) Les Vieilles Charrues
- c) Les Francofolies

Quel événement international a eu lieu en France en 1992 ?
- a) Les Jeux Olympiques d'hiver
- b) L'Exposition universelle
- c) La Coupe du Monde de football féminin

Réponses
a) La victoire à la Coupe du Monde de football / **a)** Le rap / **b)** François Mitterrand
a) Hélène et les Garçons / **b)** Le Minitel / **c)** Les manifestations de la société civile
a) Les Eurockéennes / **b)** L'Exposition universelle

Le grand Quiz

100 questions

Un grand quiz sur toutes les différentes décennies. 20 questions pour chacune d'elle avec des thèmes très variés que nous n'avons pas évoqués jusqu'ici.

Quelle a été la première émission de télévision française diffusée en direct en 1950 ?
- a) Le Journal Télévisé
- b) La Piste aux Étoiles
- c) Les Coulisses de l'Exploit

Qui était le Premier ministre sous la présidence de R. Coty ?
- a) Guy Mollet
- b) Pierre Mendès France
- c) Antoine Pinay

Quel avion mythique a effectué son premier vol en 1952 ?
- a) Le Concorde
- b) Le Caravelle
- c) Le Boeing 747

Quel écrivain français a remporté le prix Nobel de littérature en 1957 ?
- a) Albert Camus
- b) Jean-Paul Sartre
- c) André Malraux

Quelle a été la première ville française à être reliée par autoroute à Paris en 1955 ?
- a) Lyon
- b) Lille
- c) Marseille

Quel événement sportif majeur a été créé en 1956 ?
- a) Le Tournoi des Cinq Nations
- b) Le Ballon d'Or
- c) La Coupe d'Europe de football

Quelle innovation médicale majeure a vu le jour en 1954 ?
- a) La première greffe de rein
- b) La découverte de la pénicilline
- c) Le vaccin contre la polio

Quel monument historique a été classé au patrimoine mondial de l'UNESCO en 1958 ?
- a) Le Mont-Saint-Michel
- b) Le Château de Versailles
- c) La Tour Eiffel

Quel fut l'impact des accords de Genève en 1954 pour la France ?
- a) La fin de la guerre d'Indochine
- b) L'indépendance de l'Algérie
- c) La formation de la CECA

Quelle grande star française a popularisé la chanson "La Mer" dans les années 1950 ?
- a) Georges Brassens
- b) Charles Trenet
- c) Gilbert Bécaud

Quelle grande réforme éducative a eu lieu en 1959 ?
- a) L'instauration du baccalauréat unique
- b) L'allongement de la scolarité obligatoire jusqu'à 16 ans
- c) La création des écoles maternelles

Quel film de la Nouvelle Vague, réalisé par François Truffaut, a marqué les années 1950 ?
- a) Les 400 Coups
- b) À bout de souffle
- c) Hiroshima mon amour

Quel constructeur automobile français a lancé la célèbre Citroën DS en 1955 ?
- a) Renault
- b) Peugeot
- c) Citroën

Quel acteur américain a tourné un film à Paris en 1957 intitulé "Funny Face" ?
- a) Gene Kelly
- b) Fred Astaire
- c) Cary Grant

Quel peintre espagnol vivant en France a réalisé le célèbre tableau "Les Femmes d'Alger" en 1955 ?
- a) Pablo Picasso
- b) Salvador Dalí
- c) Joan Miró

Quel événement international a eu lieu à Paris en 1955 ?
- a) L'exposition universelle
- b) La conférence de Bandung
- c) Le Salon de l'aviation

Quel fut le coût moyen d'une baguette de pain en France dans les années 1950 ?
- a) 5 francs
- b) 12 francs
- c) 0,30 francs

Quel Premier ministre a instauré une politique de rigueur budgétaire en 1952 ?
- a) Antoine Pinay
- b) Joseph Laniel
- c) Félix Gaillard

Quel grand chantier architectural a débuté à Paris en 1958 ?
- a) La construction du Centre Pompidou
- b) La rénovation du quartier de la Défense
- c) La construction de la tour Montparnasse

Quelle grande star française a fait ses débuts dans le cinéma avec le film "Et Dieu... créa la femme" en 1956 ?
- a) Jeanne Moreau
- b) Catherine Deneuve
- c) Brigitte Bardot

En quelle année la France a-t-elle obtenu la bombe atomique, devenant ainsi une puissance nucléaire ?
- a) 1960
- b) 1963
- c) 1965

Quel président français a prononcé le célèbre discours "Vive le Québec libre !" en 1967 ?
- a) Georges Pompidou
- b) Charles de Gaulle
- c) François Mitterrand

Qu'est-ce qui a marqué la fin de la guerre d'Algérie en 1962 ?
- a) Les accords de Paris
- b) Les accords d'Evian
- c) Le traité de Rome

Quel film a remporté la Palme d'Or à Cannes en 1965 ?
- a) Le Guépard
- b) La Dolce Vita
- c) Les Parapluies de Cherbourg

Quel constructeur automobile a lancé la célèbre Renault 4L dans les années 1960 ?
- a) Citroën
- b) Peugeot
- c) Renault

Quel événement social et politique a secoué la France en mai 1968 ?
- a) Une grève générale
- b) Un attentat à l'Assemblée nationale
- c) Un mouvement de libération des femmes

Quel chanteur français est devenu une icône avec des titres comme "Je t'aime... moi non plus" en duo avec Jane Birkin ?
- a) Johnny Hallyday
- b) Serge Gainsbourg
- c) Claude François

En quelle année la France a-t-elle quitté le commandement militaire intégré de l'OTAN sous Charles de Gaulle ?
- a) 1962
- b) 1966
- c) 1969

Quel écrivain français a publié le livre "Les Mots" en 1964 ?
- a) Albert Camus
- b) Jean-Paul Sartre
- c) André Malraux

Quelle avancée médicale a été réalisée en France en 1968 ?
- a) La première greffe de cœur
- b) La première greffe de rein
- c) La découverte de l'insuline

Quel groupe musical britannique a marqué les années 1960 ?
- a) The Rolling Stones
- b) The Beatles
- c) The Kinks

Quel fut le nom de la grande politique agricole lancée en 1962 en France ?
- a) La PAC (Politique Agricole Commune)
- b) La réforme de l'agriculture
- c) Le Plan Pinay-Rueff

En quelle année le général de Gaulle a-t-il organisé le référendum qui a conduit à sa démission ?
- a) 1965
- b) 1968
- c) 1969

Quel célèbre personnage a conçu "la ville nouvelle" du quartier de La Défense dans les années 1960 ?
- a) Jean Nouvel
- b) Le Corbusier
- c) Paul Delouvrier

Quel pays est devenu le premier à envoyer un homme sur la Lune en 1969, événement largement couvert en France ?
- a) L'Union soviétique
- b) La France
- c) Les États-Unis

Quel acteur a incarné le personnage d'OSS 117 dans le film des années 1960 ?
- a) Jean-Paul Belmondo
- b) Kerwin Mathews
- c) Jean Dujardin

Quelle chanteuse a remporté l'Eurovision pour la France en 1965 avec la chanson "Poupée de cire, poupée de son" ?
- a) Françoise Hardy
- b) Sylvie Vartan
- c) France Gall

Quel film de guerre sur la libération a été tourné en 1966 ?
- a) Le Jour le plus long
- b) La Bataille de Paris
- c) Paris brûle-t-il ?

Quelle grande star française est décédée tragiquement dans un accident de voiture en 1967 ?
- a) Dalida
- b) Françoise Dorléac
- c) Brigitte Bardot

Quel monument célèbre de l'art moderne a été inauguré à Paris en 1966 ?
- a) Le Centre Pompidou
- b) La Pyramide du Louvre
- c) La sculpture "L'Araignée" de Calder

En quelle année la France a-t-elle accueilli son premier supermarché hypermarché Carrefour ?
- a) 1969
- b) 1973
- c) 1976

Quelle loi importante a été promulguée en 1975 concernant les droits des femmes en France ?
- a) La loi sur l'égalité salariale
- b) La loi Veil sur l'avortement
- c) La loi sur le mariage civil

Quel a été le premier satellite français lancé en 1970 ?
- a) Astérix
- b) Symphonie
- c) EOLE

Quel film a remporté la Palme d'Or à Cannes en 1976 ?
- a) Taxi Driver
- b) Apocalypse Now
- c) Le Dernier Tango à Paris

Quel scandale politique a ébranlé le gouvernement de Georges Pompidou en 1973 ?
- a) L'affaire Markovic
- b) L'affaire des diamants de Bokassa
- c) L'affaire des plombiers

Quelle entreprise a lancé la célèbre voiture R5 en 1972 ?
- a) Citroën
- b) Peugeot
- c) Renault

Quel événement majeur a marqué l'année 1974 en France ?
- a) L'élection de Valéry Giscard d'Estaing
- b) Le premier choc pétrolier
- c) La réforme de la Sécurité sociale

En quelle année la peine de mort a-t-elle été appliquée pour la dernière fois en France ?
- a) 1972
- b) 1977
- c) 1981

Quel grand chanteur français a popularisé la chanson "L'Aziza" dans les années 1970 ?
- a) Daniel Balavoine
- b) Claude François
- c) Michel Sardou

Quel était le nom du célèbre animateur qui a lancé l'émission "L'École des fans" en 1976 ?
- a) Michel Drucker
- b) Jacques Martin
- c) Jean-Pierre Foucault

Quelle réforme de l'enseignement a été introduite en 1975 par René Haby ?
- a) La création du collège unique
- b) L'allongement de la scolarité obligatoire jusqu'à 18 ans
- c) La fin des classes préparatoires

Quel célèbre roman de science-fiction a été écrit par René Barjavel en 1973 ?
- a) La Nuit des Temps
- b) Ravage
- c) Le Grand Secret

Quel événement tragique a touché la centrale nucléaire de Saint-Laurent-des-Eaux en 1979 ?
- a) Une explosion
- b) Une fuite radioactive
- c) Une panne de réacteur

Quel réalisateur français a marqué le cinéma des années 1970 avec le film "César et Rosalie" ?
- a) Claude Lelouch
- b) François Truffaut
- c) Claude Sautet

Quelle organisation écologiste française fut fondée en 1974 ?
- a) Greenpeace France
- b) Les Amis de la Terre
- c) WWF France

Quel chanteur américain est décédé en 1977, provoquant une onde de choc mondiale ?
- a) Elvis Presley
- b) Jim Morrison
- c) Jimi Hendrix

Quel monument parisien a été inscrit au patrimoine mondial de l'UNESCO en 1979 ?
- a) La cathédrale Notre-Dame de Paris
- b) Le Mont-Saint-Michel
- c) La Sainte-Chapelle

Quelle célèbre loi de 1974 a permis d'abaisser la majorité civile de 21 à 18 ans en France ?
- a) La loi Giscard
- b) La loi Haby
- c) La loi Veil

Quel film de guerre culte a été réalisé en 1979 ?
- a) Platoon
- b) Apocalypse Now
- c) Full Metal Jacket

Quel groupe de rock français a connu un immense succès dans les années 1970 ?
- a) Téléphone
- b) Les Rita Mitsouko
- c) Trust

En quelle année François Mitterrand a-t-il été élu président de la République française pour la première fois ?
- a) 1980
- b) 1981
- c) 1983

Quelle grande réforme économique a été mise en œuvre par le gouvernement socialiste en 1982 ?
- a) La privatisation des banques
- b) Les nationalisations
- c) La création de l'impôt sur la fortune

Quel pays a organisé les Jeux Olympiques d'été en 1984 ?
- a) La Corée du Sud
- b) Les États-Unis
- c) L'Espagne

Quel chanteur a popularisé la chanson "Je te promets" dans les années 1980 ?
- a) Michel Sardou
- b) Daniel Balavoine
- c) Johnny Hallyday

Quelle émission télévisée culturelle, animée par Bernard Pivot, a dominé les années 1980 en France ?
- a) "Les Enfants du Rock"
- b) "Apostrophes"
- c) "Champs-Élysées"

Quel événement sportif a marqué la France en 1982 ?
- a) La victoire des Bleus à l'Euro
- b) Le "drame de Séville"
- c) Le boycott des JO de Moscou

Quelle star internationale a organisé le célèbre concert "Live Aid" en 1985 ?
- a) Michael Jackson
- b) Bono
- c) Bob Geldof

Quelle grande figure du monde scientifique français a reçu le prix Nobel de médecine en 1983 ?
- a) Françoise Barré-Sinoussi
- b) Luc Montagnier
- c) Jean Dausset

Quel film a permis à Sophie Marceau de devenir une icône du cinéma dans les années 1980 ?
- a) "La Boum"
- b) "Le Grand Bleu"
- c) "L'Étudiante"

Quel projet architectural emblématique a été inauguré à Paris en 1989 ?
- a) Les Pyramides du Louvre
- b) La Grande Arche de la Défense
- c) La Bibliothèque nationale de France

Quel premier ministre a instauré la politique de "rigueur" ?
- a) Laurent Fabius
- b) Pierre Mauroy
- c) Raymond Barre

Quel groupe de rock français a fait sensation avec des tubes comme "Ça c'est vraiment toi" ?
- a) Indochine
- b) Téléphone
- c) Trust

Quel avion commercial supersonique a effectué son dernier vol régulier en 1980 ?
- a) Le Caravelle
- b) Le Concorde
- c) Le Boeing 747

Quel événement tragique a eu lieu à Tchernobyl en 1986, affectant l'Europe entière ?
- a) Une guerre civile
- b) Une explosion nucléaire
- c) Un accident de train

Quel chanteur français a sorti l'album "Sarbacane" en 1989 ?
- a) Jean-Jacques Goldman
- b) Francis Cabrel
- c) Alain Souchon

Quelle figure politique est devenue Premier ministre en 1986 lors de la première cohabitation ?
- a) Michel Rocard
- b) Édith Cresson
- c) Jacques Chirac

Quel événement international a marqué la France en 1989 ?
- a) La chute du mur de Berlin
- b) La guerre du Golfe
- c) Le traité de Maastricht

Quel groupe français a popularisé la chanson "Les Démons de Minuit" dans les années 1980 ?
- a) Niagara
- b) Images
- c) Les Rita Mitsouko

Quel ministre français de l'environnement a été nommé pour la première fois en 1981 ?
- a) Brice Lalonde
- b) Ségolène Royal
- c) Michel Crépeau

Quel acteur français a joué dans le film "Cyrano de Bergerac" sorti en 1989 ?
- a) Gérard Depardieu
- b) Jean-Paul Belmondo
- c) Patrick Dewaere

En quelle année l'euro est-il devenu la monnaie officielle de l'Union européenne ?
- a) 1992
- b) 1995
- c) 1999

Qui a créé l'album qui a marqué les années 1990 avec l'album "Première Consultation" ?
- a) MC Solaar
- b) IAM
- c) Doc Gynéco

Quelle équipe a remporté la Coupe du Monde 1998 ?
- a) Brésil
- b) France
- c) Italie

Quel célèbre monument a été inauguré à Paris en 1995 ?
- a) La Bibliothèque François Mitterrand
- b) La Pyramide du Louvre
- c) L'Opéra Bastille

Quel film français de 1995 a connu un immense succès et abordait la question des banlieues ?
- a) "Le Dîner de Cons"
- b) "Le Fabuleux Destin d'Amélie Poulain"
- c) "La Haine"

Quel groupe de musique électronique a conquis le monde avec l'album "Homework" en 1997 ?
- a) Daft Punk
- b) Air
- c) Justice

En quelle année la France a-t-elle remporté pour la première fois le Tournoi des Six Nations ?
- a) 1997
- b) 1999
- c) 1994

Quel livre de J.K. Rowling, publié en 1997, a révolutionné la littérature jeunesse ?
- a) "Harry Potter à l'école des sorciers"
- b) "Le Seigneur des Anneaux"
- c) "Le Monde de Narnia"

Quelle chanteuse française a marqué les années 1990 avec l'album "Innamoramento" ?
- a) Mylène Farmer
- b) Patricia Kaas
- c) Zazie

Quel événement a frappé la France en 1995 à Paris ?
- a) Une explosion de gaz
- b) Un attentat terroriste
- c) Un accident de train

Quelle émission pour enfants a été lancée sur TF1 en 1990 ?
- a) "Club Dorothée"
- b) "Les Minikeums"
- c) "Fort Boyard"

Quel célèbre acteur français a joué le rôle principal dans le film "Léon" sorti en 1994 ?
- a) Gérard Depardieu
- b) Jean Reno
- c) Vincent Cassel

Quelle série télévisée américaine des années 1990 mettait en scène six amis vivant à New York ?
- a) "Seinfeld"
- b) "Friends"
- c) "Beverly Hills"

Quel joueur de tennis français a atteint la finale de Roland-Garros en 1993 ?
- a) Yannick Noah
- b) Cédric Pioline
- c) Henri Leconte

Quel groupe de rock a sorti l'album "Nevermind" en 1991, changeant la scène musicale mondiale ?
- a) Pearl Jam
- b) Nirvana
- c) Radiohead

Quel acteur français a remporté un César pour son rôle dans "Germinal" en 1994 ?
- a) Daniel Auteuil
- b) Gérard Depardieu
- c) Jean-Louis Trintignant

Quelle première chaîne de télévision privée a connu un grand succès dans les années 1990 ?
- a) Canal+
- b) TF1
- c) M6

Quel film de James Cameron, sorti en 1997, a battu des records au box-office mondial ?
- a) "Jurassic Park"
- b) "Titanic"
- c) "Terminator 2"

Quel événement a marqué l'année 1992 en France ?
- a) La signature du traité de Maastricht
- b) La réélection de François Mitterrand
- c) Le référendum sur l'euro

Quel chanteur français a connu la gloire dans les années 1990 avec l'album "Coup de folie" ?
- a) Jean-Jacques Goldman
- b) Patrick Bruel
- c) Florent Pagny

Les réponses du Quiz

Années 1950

- a) Le Journal Télévisé
- c) Antoine Pinay
- b) Le Caravelle
- a) Albert Camus
- a) Lyon
- b) Le Ballon d'Or
- a) La première greffe de rein
- a) Le Mont-Saint-Michel
- a) La fin de la guerre d'Indochine
- b) Charles Trenet
- b) L'allongement de la scolarité obligatoire jusqu'à 16 ans
- a) Les 400 Coups
- c) Citroën
- b) Fred Astaire
- a) Pablo Picasso
- c) Le Salon de l'aviation
- c) 0,30 francs
- a) Antoine Pinay
- b) La rénovation du quartier de la Défense
- c) Brigitte Bardot

Années 1960

- a) 1960
- b) Charles de Gaulle
- b) Les accords d'Evian
- c) Les Parapluies de Cherbourg
- c) Renault
- a) Une grève générale
- b) Serge Gainsbourg
- b) 1966
- b) Jean-Paul Sartre
- a) La première greffe de cœur
- b) The Beatles
- a) La PAC
- c) 1969
- c) Paul Delouvrier
- c) Les États-Unis
- b) Kerwin Mathews
- c) France Gall
- c) Paris brûle-t-il ?
- b) Françoise Dorléac
- c) La sculpture "L'Araignée" de Calder

Années 1970

- b) 1973
- b) La loi Veil sur l'avortement
- c) EOLE
- a) Taxi Driver
- c) L'affaire des plombiers
- c) Renault
- a) L'élection de Valéry Giscard d'Estaing
- b) 1977
- a) Daniel Balavoine
- b) Jacques Martin
- a) La création du collège unique
- c) Le Grand Secret
- b) Une fuite radioactive
- c) Claude Sautet
- b) Les Amis de la Terre
- a) Elvis Presley
- a) La cathédrale Notre-Dame de Paris
- a) La loi Giscard
- b) Apocalypse Now
- a) Téléphone

Années 1980

- b) 1981
- b) Les nationalisations
- b) Les États-Unis
- c) Johnny Hallyday
- b) "Apostrophes"
- b) Le "drame de Séville"
- c) Bob Geldof
- b) Luc Montagnier
- a) "La Boum"
- b) La Grande Arche de la Défense
- b) Pierre Mauroy
- b) Téléphone
- b) Le Concorde
- b) Une explosion nucléaire
- b) Francis Cabrel
- c) Jacques Chirac
- a) La chute du mur de Berlin
- b) Images
- a) Brice Lalonde
- a) Gérard Depardieu

Années 1990

- c) 1999
- c) Doc Gynéco
- b) Les Bleus (équipe de France)
- a) La Bibliothèque François Mitterrand
- c) "La Haine"
- a) Daft Punk
- b) 1999
- a) "Harry Potter à l'école des sorciers"
- a) Mylène Farmer
- b) Un attentat terroriste
- a) "Club Dorothée"
- b) Jean Reno
- b) "Friends"
- b) Cédric Pioline
- b) Nirvana
- b) Gérard Depardieu
- c) M6
- b) "Titanic"
- a) La signature du traité de Maastricht
- c) Florent Pagny

Merci pour cette lecture !

Ce livre touche à sa fin.
En espérant qu'il ait pu raviver des souvenirs ou vous faire découvrir des évènements à travers ces 50 ans
de notre belle France.

www.ingramcontent.com/pod-product-compliance
Lightning Source LLC
Chambersburg PA
CBHW071043240526
45471CB00014B/439